Lizardo Emilio Luis Jiménez

Diagnóstico y Conducta de las lesiones capsuloligamentosas de tobillo

Lizardo Emilio Luis Jiménez

Diagnóstico y Conducta de las lesiones capsuloligamentosas de tobillo

Diagnóstico y Conducta

PUBLICIA

Imprint

Cover image: www.ingimage.com

Publisher:
PUBLICIA
is a trademark of
Dodo Books Indian Ocean Ltd. and OmniScriptum S.R.L publishing group

120 High Road, East Finchley, London, N2 9ED, United Kingdom
Str. Armeneasca 28/1, office 1, Chisinau MD-2012, Republic of Moldova, Europe
Printed at: see last page
ISBN: 978-3-639-55772-5

DIAGNÓSTICO Y CONDUCTA DE LAS LESIONES CAPSULOLIGAMENTOSAS DE TOBILLO

Diagnóstico y Conducta

Autor:

Dr. Lizardo Emilio Luis Jiménez

Tutor:

Dr. William Álvarez Consuegra

RESUMEN

Las lesiones **capsuloligamentosas** constituyen complejidad terapéutica y actualidad en los servicios de Traumatología del mundo. En la presenta investigación, se realizó un estudio descriptivo, prospectivo, de corte transversal en todos los pacientes con diagnóstico de lesiones capsuloligamentosas de tobillo, atendidos en cuerpo de guardia y consulta de Ortopedia y Traumatología del Hospital General Docente "Dr. Ernesto Guevara de la Serna", en la provincia Las Tunas, en el periodo comprendido desde febrero de 2020 a marzo de 2023. El universo estuvo constituido por 147 pacientes y la muestra de estudio quedó conformada por 90 pacientes, con diagnóstico antes mencionado en el periodo que duró la investigación. Predominaron en un altísimo porcentaje los pacientes del sexo masculino, a su vez el grupo de edades entre los 19-29 años. El mecanismo de producción más frecuente fue la inversión. En el mayor de los casos predominaron las lesiones tipo I basados en signos clínicos y alteración funcional, en los que se utilizó con mayor frecuencia el tratamiento conservador (reposo-medicamentos.) La evaluación de los resultados del tratamiento fue buena en el mayor por ciento de la muestra estudiada

ÍNDICE

INTRODUCCIÓN

Los Estados miembros de la Organización Mundial de la Salud (OMS) firmaron la Declaración de Alma-Ata, que enfatizó la necesidad de acción inmediata por parte de todos los gobiernos, profesionales de la salud y aquellos involucrados en el desarrollo, así como por parte de la comunidad global. Como resultado, surgió y se lanzó formalmente la atención primaria de salud (OMS, 1978).

El informe Nuevas perspectivas sobre la salud de los canadienses, Canadá (1986) de Lalonde (1986) marcó un cambio significativo en la idea y la teoría de la salud pública, que condujo al surgimiento de la promoción de la salud como una nueva estrategia de salud pública. Este estudio identificó factores sociales, ambientales y de estilo de vida como determinantes clave de la salud. La Carta de Ottawa, Canadá, fue adoptada en 1986 como resultado del debate iniciado por uno de los documentos clave de este informe.

Desde una perspectiva etimológica, promoción se refiere al acto de promocionar, que es hacer avanzar o dar impulso a algo con el fin de asegurar su realización.

Según Sanabria (2013), promover la salud pasa por educar, es decir, instaurar en la población conductas que han demostrado ser genuinamente efectivas para alcanzar una salud óptima. Es necesario lograrlo a través de diversas formas de relaciones funcionales, incluyendo formulaciones verbales, campañas, desempeños exitosos, trabajo grupal, intermediación en el ámbito laboral, intersectorialidad, entre otras.

En Cuba, la atención médica es un servicio público gratuito para todos los ciudadanos. El sistema de salud se enfoca en la prevención y el tratamiento temprano de las enfermedades, los logros alcanzados a partir de la constante preocupación del Gobierno cubano por el bienestar de la población, han permitido expectativas hacia la previsión de distintas lesiones siendo estas de suma importancia.

En la actualidad, Cuba se consolida como uno de los países más fortalecido en América Latina. Según datos ofrecidos por la **Oficina Nacional de Estadística e Información** (ONEI) de la República (2021), el grado de lesiones en particular las del tobillo son aún más frecuente, de ahí qué representa un 70 %, de todas las afecciones que asisten a las consultas de ortopedia y traumatología, aquejando fundamentalmente a la población joven, por lo que se hace necesario diseñar estrategias que garanticen un diagnóstico precoz y una conducta satisfactoria.

Es por ello que, el tema relacionado con las lesiones capsuloligamentosos de tobillo sean en función de una mejor recuperación evitando la recidiva, además resulta de gran relevancia, pertinencia social y actualidad, podemos decir que el sistema de salud cuenta con especialistas que llevan a cabo programas para lesiones en el tobillo. Estos programas incluyen ejercicios de fortalecimiento y estiramiento, así como terapia física y ocupacional. Los pacientes también reciben asesoramiento sobre cómo prevenir futuras lesiones en el tobillo.

La lesión de los tejidos blandos capsuloligamentosos del tobillo constituye la lesión más frecuente de la actividad diaria y sobre todo de la deportiva, con una alta incidencia de asistencia en los Servicios de Urgencia de nuestros hospitales. A pesar de esta alta incidencia no existe unanimidad en su terapéutica, con una significativa variedad de protocolos y recomendaciones de tratamiento.

Los datos anteriores justifican la superación profesional de los médicos en la promoción de salud en los esguinces de tobillo, desde la atención primaria, en una relación estrecha de continuidad con el nivel de atención secundario y como una necesidad inminente impuesta por la actual realidad de la sociedad cubana.

La experiencia profesional acumulada por el autor durante más de tres años de tratamiento a pacientes con lesiones, desde la atención secundaria de salud; así como su participación en investigaciones previas relacionadas con el tema, le permiten caracterizar este problema de salud como no resuelto, aún en el presente siglo.

Justificación de la investigación

Se presenta nuestra conducta y resultados obtenidos en el diagnóstico y conducta de las lesiones capsuloligamentosas de tobillo. Luego de un breve recuerdo anatómico de los elementos de estabilización pasiva y activa y de la fisiología ligamentaria, se enfatiza la importancia de las radiografías simples y sostenidas y la artrografía en el diagnóstico correcto de estas lesiones siempre que coincidan con la anamnesis y los hallazgos clínicos que deben prevalecer. Se establece la conducta quirúrgica realizada y las indicaciones postoperatorias y de rehabilitación. El análisis de los resultados obtenidos en el tratamiento de estas lesiones y la rapidez y simplicidad del acto quirúrgico avalan su indicación en pacientes que realizan actividades laborales de esfuerzo o deportivas. Este estudio pretende actualizar sobre algunos aspectos relacionados con el Diagnóstico y Conducta de las lesiones capsuloligamentosas de tobillo.

MARCO TEÓRICO

Antecedentes

Las lesiones ligamentosas habitualmente se producen al forzarse la articulación a una posición antinatural, por una caída, torcedura o golpe. Genera dolor, inestabilidad, frecuente inflamación y dificulta o incluso impide el movimiento en la articulación afectada. Un esguince es una alteración del tejido ligamentoso, acompañado de una afectación capsular, en relación con la articulación comprometida. Los ligamentos son estructuras protectoras de las articulaciones, que impiden sobrepasar el límite normal de amplitud de su movimiento, con muy poca capacidad elástica, por lo que la lesión se producirá con cualquier mecanismo lesional que sobrepase el límite del rango de movimiento funcional de dicha articulación.

Estos son haces cortos y resistentes de tejido conjuntivo fibroso cuyas funciones son dar estabilidad a las articulaciones y mejorar el rendimiento mecánico al guiar el recorrido de los extremos óseos. Están constituidos fundamentalmente por haces de colágeno tipo I que forman una matriz extracelular en la que están incluidos los fibroblastos en número relativamente escaso.

Son estructuras visco-elásticas; esto significa que la deformidad producida en ellos por una tensión depende no solo de la magnitud de la misma, sino también del tiempo de aplicación. Entre los factores que influyen en las propiedades biomecánicas de los ligamentos están la edad (a mayor edad mayor rigidez), la velocidad (a mayor velocidad mayor rigidez), la inmovilización prolongada (aumenta la rigidez y disminuye la resistencia tanto del ligamento como de las inserciones óseas) y el ejercicio físico (mejora la resistencia).

Otros autores también señalan que es una lesión de la masa ligamentosa que produce una alteración del ligamento en relación a la articulación a la que acompaña, producida por golpes, choques, gestos violentos, reinserción inadecuada del deportista tras una lesión, calentamiento inadecuado, falta de entrenamiento, sobre entrenamiento, y cansancio.

El Tobillo: en casi todos los casos afecta a los ligamentos laterales externos. Es mucho menos frecuente el que afecta a los ligamentos internos, o el combinado de internos y externos.

Una historia detallada con atención particular al mecanismo traumático y a la presencia de múltiples esguinces de los ligamentos externos del tobillo, combinada con un examen físico detenido proporciona las bases para asegurar el diagnóstico de las lesiones de los ligamentos del tobillo.

Durante la exploración clínica es especialmente importante detectar una deformidad fija en varo del retropié, que puede por sí misma ser causa de inestabilidad.

La inestabilidad del retropié puede valorarse con una maniobra de inversión forzada y mediante la estimación manual de la magnitud del desplazamiento del astrágalo. La mejor forma de desencadenar la inestabilidad del tobillo es la maniobra del cajón anterior. Esta maniobra se realiza palpando con una mano la cara lateral del tobillo y trasladando el astrágalo por delante de la tibia con el tobillo en unos 20°

de flexión plantar. Este es el mejor predictor de inestabilidad del tobillo y debe ser comparado con el tobillo contralateral.

También es importante examinar la movilidad de la articulación subastragalina; si esta movilidad se encuentra disminuida, deben considerarse otros diagnósticos como la coalición tarsiana.

Debe realizarse un estudio radiográfico para tener la certeza de que no hay alteraciones como fracturas osteocondrales, fracturas de la apófisis anterior del calcáneo u otras anomalías óseas. Se realizan complementariamente radiografías forzadas en varo y cajón anterior, considerando como patológico un cajón anterior superior a 4 mm. y un bostezo en varo superior a 18°

Prácticamente, más del 90% de los esguinces de tobillo curan con un resultado funcional satisfactorio tras un tratamiento conservador. Alrededor del 10% de los pacientes mantienen suficiente dolor residual para limitar su actividad deportiva, después de esguinces de grado 3.

El gran número de lesiones se explica por la enorme fuerza generada por el cuerpo en movimiento sobre el pie fijo en el suelo. La presión de contacto en el tobillo es de 20 kg por centímetro cuadrado durante la marcha, aproximadamente 125% del peso del cuerpo, llegando a 300% durante la carrera y 500% en el salto. La coordinación anatómica y funcional de la articulación tibioperoneoastragalina con la subastragalina permite combinar la flexoextensión con la pronosupinación, permitiendo que la rotación de la pierna en el eje vertical se absorba rápidamente por el pie en el eje sagital.

Esto se produce constantemente en la marcha, ya que la pierna durante la etapa inicial del paso gira en rotación interna, llevando el pie a la pronación, y en la etapa final del paso la rotación externa de la pierna lleva al pie a la supinación. En esta adaptación del pie al suelo, los ligamentos del tobillo se tensan y transmiten las fuerzas, dentro de los límites normales del movimiento, resistiendo más allá de ellos.

Cuando se fuerza súbitamente la articulación, los músculos reducen rápidamente la tensión, intentando evitar la lesión ósea y/o ligamentaria. Esta interacción con los músculos que producen el movimiento es coordinada por el sistema nervioso central a partir de la información brindada por los receptores del sistema propioceptivo. Si se pierde ese delicado equilibrio de coordinación, aunque sea instantáneamente, se produce la lesión.

Esta puede estar predispuesta por factores intrínsecos como el varo del calcáneo, el aumento de la tensión del Aquiles, las lesiones anteriores, la laxitud generalizada o la fatiga muscular; o por factores extrínsecos como las irregularidades del terreno. El 95% de las lesiones capsuloligamentarias del tobillo comprometen al ligamento colateral lateral. El 66% de los esguinces del tobillo se produce por la inversión forzada del pie en flexión plantar, lesionando al fascículo peroneoastragalino anterior del ligamento colateral lateral, ya que por su disposición horizontal en la flexión neutra (para resistir el desplazamiento anterior del astrágalo) se verticaliza en la flexión plantar (para proteger contra la inversión).

Como consecuencia, el astrágalo se subluxa hacia adelante, pero más en su porción lateral, que es la medial, realizando una rotación horizontal. Si la fuerza vulnerante no se agota en esta lesión, el pie continúa desplazándose en varo y se lesiona el fascículo peroneo calcáneo, ya que por su dirección oblicua en la flexión neutra (para resistir la inversión) se horizontaliza en la flexión plantar, estabilizando sólo a la subastragalina.

Mucho menos frecuente es la rotación externa, que lesiona al ligamento colateral medial en sus porciones profunda y superficial o ligamento deltoideo, con rotura de los ligamentos tibioperoneos inferiores y de la membrana interósea con fractura suprasindesmal del peroné cuando se acompaña de pronación o con fractura transindesmal del peroné, cuando se acompaña de supinación.

La rotura de los ligamentos produce dolor y hemorragia. El síntoma básico que domina el cuadro es el dolor. Es característicamente agudo, persistente y alivia poco con el reposo. No puede relacionarse directamente con la gravedad de la lesión porque hay grandes roturas capsulares que al no producir hemartrosis cursan con poco dolor. Del mismo modo, la tumefacción no siempre es proporcional al grado de lesión. Sin embargo, el borramiento del relieve del tendón de Aquiles o la tumefacción bilateral son signos de hematoma profuso por gran extensión de la lesión.

Secundariamente se agregan edema y contractura muscular refleja, con inmediata disminución de la movilidad y dificultad para el apoyo. Se arriba fácilmente al diagnóstico con la evaluación de la marcha (posibilidad de carga del peso, cojera, uso de muletas); el interrogatorio (relato del episodio traumático, el tiempo transcurrido desde la lesión, los tratamientos instituidos y los antecedentes similares); la inspección y la palpación de todas las estructuras del pie y del tobillo; la medición de la movilidad (activa y pasiva) y las maniobras especiales para valorar la integridad ligamentaria: desplazamiento en el plano anteroposterior o cajón anterior (fascículo peroneoastragalino anterior); en el plano frontal o bostezos medial y lateral (fascículo peroneo calcáneo y ligamento deltoideo) y en el eje axial (membrana inter- ósea y ligamentos tibioperoneos inferiores).

Todo el examen debe realizarse en forma comparativa con el contralateral, con la rodilla en 90 grados y el tobillo en flexión neutra, para evitar la hipertonía del Aquiles.

Se debe complementar el diagnóstico con radiografías del tobillo en posiciones de frente y de perfil, que, aunque en el caso de lesión capsuloligamentaria aislada son normales, permiten descartar la existencia de lesiones óseas asociadas, y efectuar el diagnóstico diferencial con las fracturas y epifisiolisis del tobillo, el arrancamiento de la base del quinto metatarsiano, la lesión osteocondral o la fractura del cuello del astrágalo.

Ante la sospecha de lesión grave se puede hacer el estrés radiográfico. Si hay dudas de diagnóstico, se puede hacer una artrografía. Para ello se inyectan 6 cc de lidocaína y 4 cc de sustancia de contraste por una vía anteromedial, entre el tibial anterior y el maléolo tibial. Si se visualiza una fuga de la sustancia de contraste, debe concluirse que se ha producido una solución de continuidad, y según su localización se puede saber cuál es el ligamento lesionado. No se realizan de rutina.

Si los síntomas persisten después de seis meses de tratamiento deben hacerse otros estudios, como la centellografía, donde puede observarse un aumento de la captación en forma difusa por una sinovitis crónica, o localizado por una lesión osteocondral. Si las radiografías son normales y la centellografía es positiva o hay un bloqueo, resalto o crepitación, está indicada la realización de una tomografía axial computada o una resonancia magnética nuclear.

Si todos los estudios son negativos, se puede hacer una artroscopía; en el caso de confirmarse lesiones intraarticulares, puede hacerse para tratarlos. Los esguinces son las lesiones más frecuentes en la actividad traumatológica y, dentro de ellos, el esguince de tobillo es el más común (1:10000 hab/día). El mecanismo lesional es siempre indirecto, siendo un movimiento forzado torsional el que provoca la distensión de los tejidos capsulo-ligamentosos. El movimiento más frecuente es una inversión forzada del pie (equino+supinación).

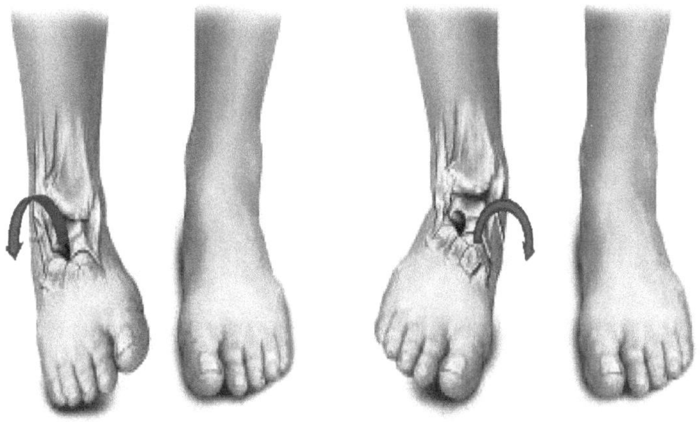

Inversión **Eversión**

El ligamento más frecuentemente afectado es el lateral externo (16-21 % de las lesiones traumáticas deportivas) más concretamente el fascículo peroneoastragalino anterior (PAA), que es el más frecuentemente roto. Le sigue de acuerdo al patrón lesional el ligamento peroneocalcáneo (PC) y, si la fuerza no lo detiene, acaba lesionándose el peroneoastragalino posterior (PAP).

Las lesiones del ligamento lateral interno, o complejo deltoideo, se presentan muy raramente de forma aislada, acompañándose generalmente de lesiones óseas. En el tobillo, no son infrecuentes las lesiones osteocondrales hasta un 7% asociadas al daño ligamentoso. En los esguinces lateral y medial del tobillo, se han empleado tratamientos quirúrgicos y no quirúrgicos. La tendencia actual, avalada por numerosos trabajos, es hacia la carga precoz con mínima inmovilización. El llamado esguince alto del tobillo afecta a los ligamentos tibioperoneos inferiores (sindesmosis tibioperonea), la indicación de tratamiento quirúrgico es más clara en el grado III, siendo similar a los esguinces lateral y medial en los grados I y II.

ANATOMIA

La estabilidad estática del tobillo depende de la integridad y funcionalidad de los complejos ligamentosos distales, unidos entre sí por la sindesmosis tibioperonea.

Dinámicamente, los ligamentos se ven reforzados por la acción muscular, el ligamento lateral por los peroneos y el medial por el tibial posterior.

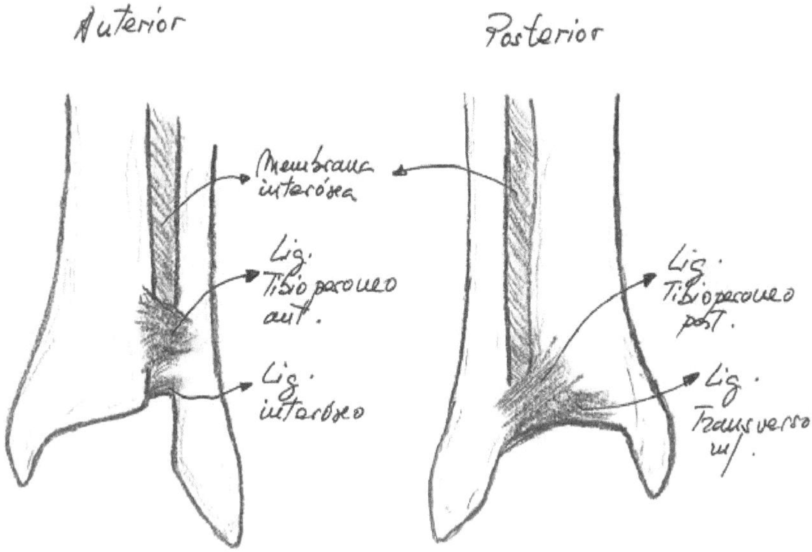

Sindesmosis tibioperonea, articulación estabilizada por los ligamentos tibiopeoneos anterior, posterior, interóseo y transverso.

• **Ligamento medial, tibial o deltoideo**: se dispone a modo de abanico en dos planos, superficial y profundo, desde el maléolo tibial hacia escafoides, astrágalo y calcáneo. El fascículo profundo es el principal estabilizador medial. Si serompe, el astrágalo tiende al valgo.

• **Ligamento lateral o peroneo**: 3 fascículos:

- ✓ Peroneoastragalino anterior (PAA): el más débil, se origina en el maléolo lateral y se inserta en la carilla lateral del astrágalo. Resiste la inversión, flexión plantar y subluxación anterior del astrágalo.
- ✓ Peroneocalcáneo (PC): se origina en el maléolo lateral y se inserta en la cara lateral del calcáneo. Resiste la inversión.
- ✓ Peroneoastragalino posterior (PAP): el más potente. Se origina en el maléolo lateral y se inserta en la cara posterior del astrágalo. Resiste la flexión dorsal.

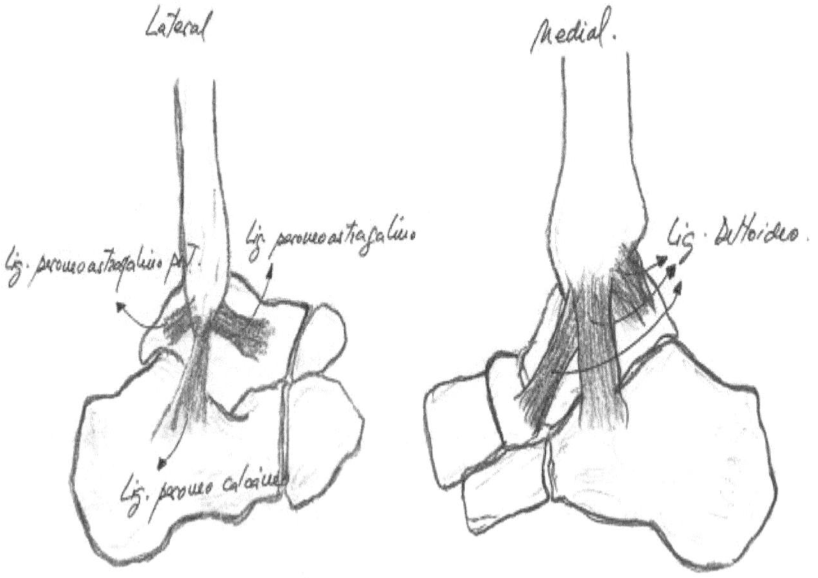

CLASIFICACIÓN DE LOS ESGUINCES DE TOBILLO

Se han descrito numerosos sistemas de clasificación de los grados de un esguince agudo del tobillo (anatómicamente en función del nº de ligamentos afectados).

Tradicionalmente han sido clasificados basados en signos clínicos y alteración funcional en tres grados:

1. **Grado I**: lesión parcial de un ligamento sin pérdida funcional o con limitación leve (el paciente puede caminar con apoyo total y dolor mínimo). Edema e inflamación leve, sin inestabilidad mecánica (examen clínico de inestabilidad negativo) y las fibras ligamentosas están distendidas pero intactas. Lesión microscópica.

2. **Grado II**: Lesión incompleta de un ligamento, dolor y edema moderados. Discapacidad funcional moderada, equimosis leve-moderada, edema sobre las estructuras afectadas, limitación parcial de la función y el movimiento (el paciente tiene dolor cuando apoya o camina). Inestabilidad leve o moderada al examen clínico de inestabilidad unilateral con datos positivos leves. Algunas fibras están parcialmente desgarradas.

3.- Grado III: Lesión completa con pérdida de la integridad del ligamento, edema y equimosis severa. Pérdida de función y movimiento (el paciente es incapaz de caminar o apoyarse). Inestabilidad mecánica (examen clínico de inestabilidad con datos positivos de moderado a severo). Los ligamentos están completamente desgarrados y no son funcionales. Lesión total de todos los fascículos (ruptura)

EVALUACIÓN CLÍNICA

Historia - Es importante determinar:

• fecha y mecanismo de la lesión;

• presencia de chasquido en el momento de la lesión;

• capacidad para cargar sobre el miembro afecto;

• historia de esguinces de repetición, incluido el tratamiento recibido;

Exploración Física -

• **En la inspección:** valorar edema, equimosis y deformidad o aumento del perímetro del tobillo afecto. La intensidad de la equimosis y un edema importante se suelen relacionar con la gravedad del esguince.

• **La palpación** debe comprender ambos maléolos tibial y peroneo en sus 6 últimos centímetros, la cola del quinto metatarsiano, la sindesmosis, los tres haces ligamentosos que conforman el LLE del tobillo y el ligamento deltoideo, buscando zonas dolorosas, con sensibilidad aumentada, crujidos o crepitación.

Siempre que exista dolor en el ligamento deltoideo, palparemos el tercio proximal del peroné, sobre todo si el mecanismo de producción fue por rotación externa (es necesario en este caso descartar una posible fractura de cuello peroneo o Maissoneuve).

• **Maniobras dinámicas para evaluar la estabilidad del tobillo**:

1.-Prueba del cajón anterior (Fig 1)

2.- prueba de inversión forzada. (Fig 2)

3.- Clunk test para explorar la sindesmosis. (Fig 3)

4.-Squeeze test o de presión para la sindesmosis. (Fig 4)

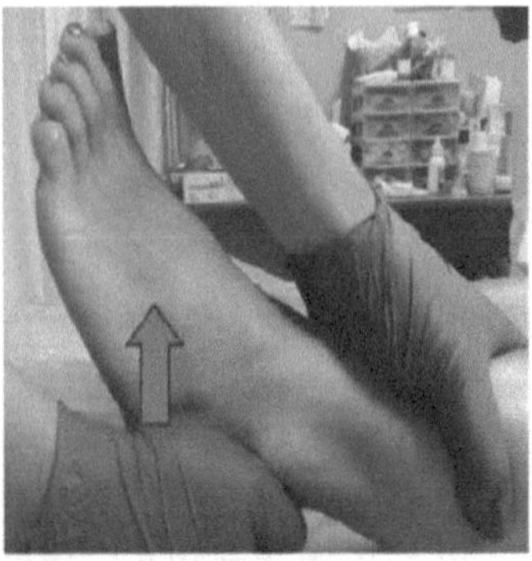

Fig 1.

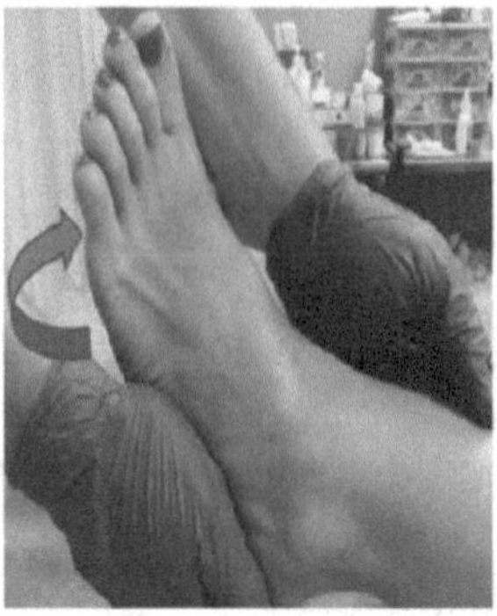

Fig 2.

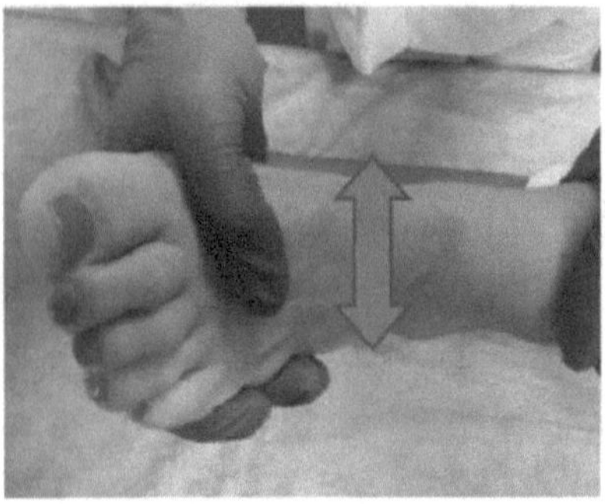

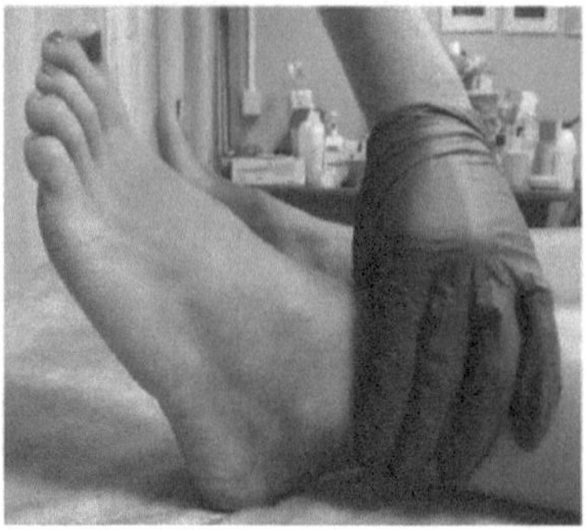

- DIAGNOSTICO POR IMAGEN

Radiología de Tobillo. - Las fracturas maleolares, peroneales de cúpula talar y separación de la sindesmosis pueden ser diagnosticadas en RX. Se solicitarán Rx AP y lateral de tobillo, y eventual de mortaja siguiendo las normas de Ottawa.

• **Normas de OTTAWA**:

Son un instrumento con criterio clínico muy útil para decidir la necesidad o no de solicitar una radiografía, y constituyen una herramienta segura para descartar las fracturas de tobillo y medio pie con una sensibilidad cercana al 100% y una especificidad en torno al 40%. Su aplicación en este tipo de lesiones supondría una reducción importante en el número de radiografías innecesarias:

- ✓ 55 o más años.
- ✓ Dolor o aumento en la sensibilidad en el borde posterior de los últimos seis centímetros de la tibia y el peroné y hasta la punta del maléolo lateral (peroneo) o medial (tibial).
- ✓ Dolor o aumento en la sensibilidad en el escafoides tarsiano o la base del quinto metatarsiano.

✓ Imposibilidad de cargar el peso sobre la extremidad lesionada.

La presencia de una o más de estas reglas indica la necesidad de realizar radiografías para descartar lesión ósea. A los menores de 18 años no se les debe aplicar las reglas de Ottawa con la misma sensibilidad o especificidad que a los adultos. En caso de duda es necesario incluir un estudio radiológico en dos proyecciones de tibia y peroné completos.

- **¿Qué observar?** - Hay que fijarse en cualquier irregularidad en las superficies articulares que pueda sugerir una fractura actual o previa, o bien cambios degenerativos sugestivos de avulsiones previas.

Tomografía Computarizada (TC).

Se reservará para casos de duda diagnóstica o fracturas complejas.

Resonancia Magnética (R.M).

El papel de la R.M. es fundamental en el estudio de la patología del tobillo-pie y en general en la patología musculoesquelética como técnica no invasiva en el diagnóstico de lesiones, por su resolución

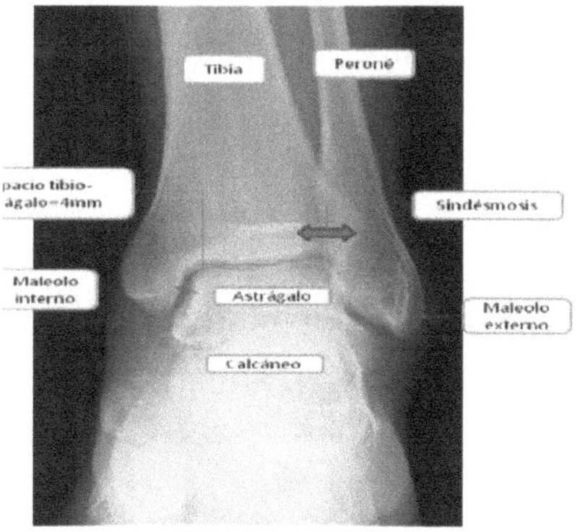

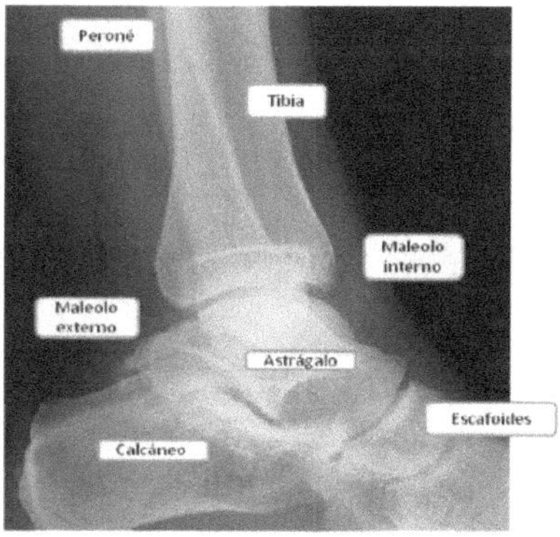

anatómica y de contraste en partes blandas y capacidad multiplanar. Permite valorar partes blandas y alteraciones óseas ocultas con otras técnicas.

Debido a que las lesiones ligamentosas de tobillo son raramente tratadas quirúrgicamente el uso de la R.M. está reservada para:

- Atletas y deportistas de alta competición
- Sospecha de lesión de sindesmosis.
- Sospecha de contusiones óseas o lesiones osteocondrales
- Grados severos (repercusión clínica y funcional)
- Inestabilidad
- Dolor crónico de tobillo.

Los criterios para el diagnóstico de rotura aguda del ligamento colateral lateral incluyen cambios **morfológicos** y alteraciones en la intensidad de la **señal** dentro o alrededor del ligamento. Las lesiones del ligamento peroneoastragalino anterior (PAA) son vistas fácilmente en las imágenes de R.M en plano axial de rutina.

1. Discontinuidad, desinserción, engrosamiento, adelgazamiento e irregularidad.
2. Heterogeneidad, incremento de la señal intraligamentosa en secuencias T2 con supresión grasa es indicativo de lesión intrasustancia, edema o hemorragia.
3. Obliteración de la grasa alrededor del ligamento, extravasación de fluido articular hacia las partes blandas y contusiones talares también pueden ser observadas.
4. La rotura crónica se manifiesta con engrosamiento, adelgazamiento elongación o irregularidad del contorno ligamentoso.
5. La disminución de la intensidad de señal de los planos grasos alrededor del trayecto ligamentoso en todas las secuencias de pulso es indicativa de cicatriz o proliferación sinovial.

6. Las lesiones del ligamento peroneo-calcáneo pueden ser detectadas en plano axial en imágenes de rutina de RM y también en plano coronal.
7. En lesiones de este ligamento aparece engrosado, heterogéneo y con obliteración de los planos grasos. Fluido en el interior de la vaina de tendones peroneos puede ser un signo indirecto de lesión.
8. Las contusiones del ligamento deltoideo, particularmente el componente tibio talar son frecuentemente asociadas a esguinces por inversión.
9. Se manifiestan con pérdida de la estriación fibrilar normal. Por el contrario, el ligamento muestra homogeneidad con intensidad de señal intermedia cuando existe una lesión. Presencia de fluido dentro de la vaina del tendón tibial posterior también es frecuente encontrarla.
10. La precisión de la RM en el diagnóstico de lesiones del ligamento colateral lateral no ha sido claramente establecida. La precisión en la detección de roturas agudas de los ligamentos PAA y PC publicadas son del 94,4%.

La **Artro–R.M** muestra una precisión del 100% y 82% en la detección de roturas crónicas del ligamento PAA y PC respectivamente, mientras que la RM convencional es de un 59% en el diagnóstico de roturas crónicas del ligamento colateral lateral.

TRATAMIENTO DE LOS ESGUINCES DE TOBILLO

El objetivo del tratamiento básico es la disminución del edema y el dolor para lograr una movilización y apoyo tempranos. Se realizará de forma secuencial, durante las fases inflamatoria, reparativa y de remodelación, reevaluando la gravedad y estadiaje del esguince.

El tratamiento de las lesiones del tobillo ha sufrido modificaciones a lo largo del tiempo. Se intentó todo, desde la inmovilización con bota de yeso durante 20,30 o 40 días, con o sin apoyo, hasta la reparación quirúrgica durante la etapa aguda, seguido de inmovilización con yeso por períodos variables.

Actualmente se ha demostrado que la inmovilización, aunque sea por estos cortos períodos, produce alteraciones irreversibles del cartílago y el hueso subcondral como fibrilación y cambios osteoatríticos, atrofia muscular por desuso y retracción capsular con disminución del rango de movilidad articular.

En cambio, la movilización precoz resulta beneficiosa para el mantenimiento de la nutrición del cartílago articular y por lo tanto para prevenir la alteración articular. Estas ventajas de la movilización inmediata sobre la inmovilización resultan fundamentales para obtener el completo restablecimiento funcional, a corto plazo.

Del mismo modo, para facilitar la rehabilitación de la marcha, puede autorizarse la carga del peso según tolerancia. Efectivamente, el tratamiento incruento sin inmovilización tiene buenos resultados subjetivos y variables, pero generalmente aceptables resultados objetivos.

Por otra parte, no se ha demostrado que el tratamiento quirúrgico mejore el resultado final o acorte los plazos de rehabilitación de todas las lesiones. Como no difieren, en el largo plazo, los resultados entre las reparaciones en la etapa aguda y alejada, se alienta la idea de tratar incruentamente todas las lesiones agudas y solamente operar cuando, por su fracaso, persiste una inestabilidad subjetiva y objetiva.

El tratamiento en la etapa aguda consiste en minimizar el edema, proteger adecuadamente, movilizar y apoyar precozmente, según tolerancia.

Desde la producción de la lesión, debe combatirse el derrame con: 1) crioterapia (aplicación local de hielo molido en bolsa, de modo intermitente, por períodos de 30 minutos); 2) compresión suave con vendaje elástico; 3) reposo en cama con elevación del miembro; 4) punción-aspiración (para el caso de producirse una hemartrosis a tensión).

Al reducirse el derrame disminuye el grado de dolor y se facilita y acelera la recuperación de la movilidad. Consecuentemente se posibilita cargar el peso y se acorta la duración de la incapacidad. Transcurridos los dos o tres primeros días se autoriza la actividad domiciliaria por períodos de duración progresiva, para lo cual se reemplaza el vendaje compresivo antiedematoso por uno semielástico protector, que permita la flexoextensión e impida la inversión. Se mantiene la crioterapia, pero se distancian las aplicaciones, simultáneamente se comienza el tratamiento fisioterapéutico.

Una vez que el dolor lo permite, generalmente entre diez y quince días, se comienza la rehabilitación de la marcha en condiciones de progresiva exigencia, la recuperación de la fuerza muscular y la estimulación de la propiocepción.

La siguiente etapa es la vuelta a la actividad deportiva. Para ello se realiza una actividad de campo, consistente en ejercicios aeróbicos, anaeróbicos, entrenamiento del gesto deportivo y práctica informal, con vendajes protectores.

El vendaje debe limitar de un 30 a un 50% del movimiento. Su efectividad depende de la técnica de confección y del conocimiento de la anatomía, biomecánica y fisiopatología. Previa protección de la piel, debe vendarse en sentido inverso a la lesión, superponiendo un 50% de la venda y comprender la mitad distal de la pierna. Puede estar contraindicado realizar un vendaje, como cuando hay un eczema, heridas abiertas, infecciones, enfermedad vascular, síndrome compartimental.

Se han desarrollado innumerables estabilizadores para reemplazar a los vendajes. Con su uso se puede reducir el número de esguinces, pero no su gravedad. En el caso de lesiones de tercer grado puede estar indicada la reparación quirúrgica directa, sea por reparación cabo a cabo si la rotura es central o por reimplantación en los arrancamientos de las inserciones. Se protege con vendajes por el término de veinte días aproximadamente y se rehabilita del mismo modo que las lesiones tratadas incruentamente.

De todos modos, el mejor método para el tratamiento de las lesiones de tercer grado aún es motivo de debate. Si son tratadas en forma incruenta, la aplicación de movilización precoz parece ser buena, a pesar de la persistencia de síntomas en 16 a 39% de los casos. La inadecuada protección o rehabilitación de la lesión en la etapa aguda es la causa más frecuente de inestabilidad crónica subjetiva y objetiva, que cursa con esguinces a repetición, dificultad para caminar o correr en terrenos desparejos y eventualmente dolor. A pesar de ello, generalmente no incapacita para la actividad deportiva.

A veces no se reconoce un trauma previo a la aparición de los síntomas de inestabilidad. En el 22% de los pacientes que han sufrido un esguince de tobillo se reconoce una debilidad muscular, que se asocia con un retraso significativo del tiempo de reacción de los peroneos y del tibial anterior, como respuesta propioceptiva al desplazamiento súbito del tobillo, pudiendo predisponer o ser la causa de la inestabilidad. Si es sintomática, el fortalecimiento muscular de los peroneos y tibiales permite incrementar el control postural y la actividad electromiográfica. Por ello, siempre debe intentarse el tratamiento incruento de la inestabilidad (fortalecimiento y uso de protectores). Solamente si a pesar de ello persiste la incapacidad para la práctica deportiva, puede indicarse la plástica ligamentaria.

Para la inestabilidad lateral existen numerosos procedimientos, pero el que más se utiliza es el propuesto por Emslie y que consiste en la aumentación con el hemitendón del peroneo lateral corto, que se desprende a proximal y se traspone de adelante hacia atrás por un túnel labrado en el maléolo peroneo, y de atrás a adelante por otro en la cara lateral del calcáneo, para finalizar fijándose sobre sí mismo.

En el postoperatorio no es necesario inmovilizar con yeso, pero sí hay que proteger la inversión con vendajes adecuados, durante veinte días aproximadamente, pudiendo cargarse el peso del cuerpo precozmente. Se continúa con un plan similar a la rehabilitación de las lesiones agudas, en cuanto a recuperación de la movilidad, fuerza, coordinación y propiocepción.

Las múltiples técnicas de corrección quirúrgica de las inestabilidades del tobillo pueden dividirse en técnicas de reparación anatómica y de reconstrucción no anatómica. La reparación anatómica supone el retensado ligamentoso, mientras que la reconstrucción no anatómica equivale a la sustitución de los ligamentos mecánicamente insuficientes por tendones endógenos o material inerte.

La reparación anatómica tiene la ventaja de mantener la estabilidad estática de los ligamentos, preservando la estabilidad dinámica de los tendones peroneos, con lo que retorna la tensión normal a los ligamentos, sin alterar la sensibilidad propioceptiva ni la movilidad normal del tobillo.

Esta reparación anatómica fue originalmente diseñada por Bröstrom que en 1966 publicó resultados satisfactorios en 58 de 60 pacientes diagnosticados de inestabilidad crónica del tobillo, utilizando una nueva técnica quirúrgica.

La técnica inicial consistía en el retensado de los ligamentos desgarrados para restablecer su anatomía normal, sin utilizar otros tejidos suplementarios ni plastias sobre la anatomía externa del tobillo. Se basaba en la constatación anatómica de que el ligamento PAA se encuentra dentro de la cápsula anteroexterna del tobillo, y cuando se produce un esguince cicatriza dentro de dicha cápsula quedando elongado. La operación consistía en acortar los ligamentos elongados restableciendo su anatomía normal y suturarlos en posición anatómica.

En 1980, Gould y Cols publicaron su modificación de la técnica de Bröstrom, consistente en añadir una movilización de la parte externa del retináculo extensor (Fig. 2) suturándolo al maléolo peroneo sobre la reparación ligamentosa. De este modo, se consigue reforzar la reparación, limitar la inversión (posición que favorece la recidiva de la lesión) y ayudar a corregir el componente subastragalino de la inestabilidad sin limitar la movilidad del tobillo. Este último factor es especialmente importante, debido a que el ligamento PC es uno de los principales estabilizadores de la articulación subastragalina.

Cuando se lesiona, como ocurre en los esguinces laterales del tobillo de tercer grado, generalmente se produce una inestabilidad combinada en las articulaciones tibioastragalina y subastragalina. El refuerzo retinacular ayuda a corregir esta inestabilidad combinada porque tiene un trayecto paralelo al ligamento PC y se inserta en la cara lateral del calcáneo.

La técnica de Bröstrom, modificada por Gould, supone ciertas ventajas: es un procedimiento fácil, utiliza una incisión pequeña y muy estética, no se pone en peligro el nervio sural, no requiere la utilización del tendón peroneo, es anatómica, mantiene una movilidad completa de las articulaciones del tobillo y subastragalina y a diferencia de los procedimientos reconstructivos extraarticulares, no hace una reparación tan fuerte que bloquee la articulación subastragalina en eversión.

Las indicaciones de esta técnica incluyen la inestabilidad crónica sintomática de los ligamentos laterales del tobillo que no responde al tratamiento conservador y casos seleccionados de esguinces agudos de tobillo de tercer grado.

Es el procedimiento ideal para atletas que necesitan un tobillo estable con movilidad completa y sin disminución de la función de los peroneos, como es el caso de los bailarines de ballet, los gimnastas, los patinadores sobre hielo. No se recomienda en esguinces crónicos con una antigüedad superior a 10 años.

Está contraindicado en pacientes con deformidad fija en varo de talón, en cuyo caso debe asociarse a una osteotomía de valguización del calcáneo. Tampoco se recomienda en pacientes con peso corporal elevado, esto es, atletas con peso superior a los 100 kg. Otras contraindicaciones relativas son la debilidad, parálisis y disfunción de los peroneos.

Ejercicios propioceptivos y Rehabilitación para esguinces

La propiocepción es el sentido que informal organismo de la posición de los músculos. Se trata de un aspecto muy importante a desarrollar para evitar lesiones, ya que, cuando mayor sensibilidad propioceptiva tengamos, mejor se notará el tobillo.

El autor conceptualiza el desarrollo profesional de los especialistas en ortopedia y traumatología como: un proceso continuo y sistemático de intercambio, colaboración, sistematización, socialización y apropiación de contenidos, identificados a partir de las necesidades de aprendizaje que surgen en su ejercicio profesional, relacionados con la salud primaria, problemáticas, desde el enfoque sociohumanista, la formación integral interdisciplinaria.

Para dotarlos de los conocimientos, valores y modos de actuación necesarios para la formación de profesionales que puedan atender las demandas de la sociedad actual, los especialistas en ortopedia y traumatología deben equilibrar su desarrollo profesional con los cambios del entorno que les rodea. Esto requiere su contextualización y personalización sistemática.

OBJETIVOS

Objetivo general

1- Determinar la incidencia de lesiones capsuloligamentosas en pacientes atendidos en el Servicio de Ortopedia y Traumatología en el período comprendido desde febrero de 2020 a marzo 2023 en el municipio de Las Tunas.

Objetivos específicos

1- Caracterizar a la población según edad y sexo.
2- Identificar mecanismo de producción y grado de lesión más frecuente.
3- Mostrar tratamientos más empleados y resultados funcionales.

DISEÑO METODOLÓGICO

Caracterización de la investigación:

Se realizó un estudio descriptivo, prospectivo, de corte transversal en todos los pacientes con diagnóstico de lesiones capsuloligamentosas de tobillo atendidos en cuerpo de guardia y consulta de Ortopedia y Traumatología en el Hospital General Docente "Dr. Ernesto Guevara de la Serna", en el municipio Las Tunas, en el periodo comprendido desde febrero del 2020 a marzo del 2023.

Universo y Muestra: El universo quedó constituido por 147 pacientes independiente del sexo y edad mayores de 19 años, con diagnóstico de esguinces de tobillos y que fueron atendidos en el Hospital General Docente "Dr. Ernesto Guevara de la Serna", del municipio de Las Tunas, en el periodo comprendido desde febrero de 2020 a marzo de 2023. La muestra quedó constituida por 90 pacientes, a los que se le pidió el consentimiento informado (Anexo 1) para participar en la investigación.

Técnicas y Procedimientos Generales

Metódica

Se creó una consulta especializada en el Hospital General Docente "Dr. Ernesto Guevara de la Serna" donde fueron seguidos los pacientes con el diagnóstico positivo de lesiones capsuloligamentosas de tobillo, que fueron tratados inicialmente en urgencias por nuestro grupo básico de trabajo.

Seguimiento de los pacientes:

a. Los pacientes incluidos en el estudio, fueron aquellos que presentaron lesiones capsuloligamentosas de tobillo.

b. Basado en la evaluación clínica y radiológica del paciente, donde se evaluaron los patrones ya establecidos y signos de inestabilidad.

c. Se realizó tratamiento quirúrgico utilizándose la técnica descrita por Álvarez Cambras, procedimiento realizado por especialistas y residentes de Traumatología y Ortopedia del grupo básico de trabajo del Dr. William.

d. Posteriormente se evaluó en la consulta externa a los pacientes en su postoperatorio cada 15 días en su primer mes post-operado, luego al mes, para posteriormente retirarle el yeso, se evaluó la funcionabilidad clínica cada mes hasta los tres meses. A partir de la retirada del yeso todos los pacientes fueron derivados al servicio de rehabilitación y fisioterapia para recibir tratamiento rehabilitador indicado por los fisiatras y realizado por los fisioterapeutas.

e. Durante la evaluación por consulta externa se tuvo una ficha de recolección de datos con el fin de llevar un control sobre la evolución tanto clínica como radiológica de cada paciente, siempre respetando los aspectos éticos de la investigación.

f. La ficha de obtención de datos incluyó los siguientes parámetros: nombre, edad, sexo, miembro afectado (derecho o izquierdo), evaluación clínica de la movilidad del tobillo (flexión, extensión, inversión y eversión, complicaciones presentadas y técnica quirúrgica empleada(anexos2).

g. Luego de cumplir todos estos requisitos y finalizado el tiempo de seguimiento de cada caso, que fue de 4 meses posterior a la cirugía, se realizó el análisis estadístico de todos los datos obtenidos durante la recolección de la información.

Obtención de la información:

La información se obtuvo directamente de los pacientes objeto de estudio (fuente primaria de información). Se utilizaron fuentes secundarias, a través de los expedientes clínicos, de cada paciente ingresado o atendido en consulta, informes operatorios, entre otros, a partir de los cuales, se hizo la recolección de la información, la cual fue registrada en una planilla para la recolección de los datos donde se tomó en cuenta las variables planteadas.

Procesamiento de la información:

Los datos fueron llevados primeramente a un modelo manual previamente confeccionado a través de la elaboración de tablas donde se agruparon y analizaron las variables por separado, planteándose similitudes y comparaciones. Luego se creó una base de datos en el programa Microsoft Office Excel 2007, donde se realizó la organización de los mismos, posteriormente se pasó al procesador estadístico SPSS para Windows versión 10.0, donde se utilizó la estadística descriptiva: distribución de frecuencia y porcentaje.

Presentación de la información:

Los datos se presentaron en tablas y gráficos de manera impresa y se compararon con literatura nacional e internacional, lo que permitió arribar a conclusiones y recomendaciones, lográndose alcanzar los objetivos trazados.

Consideraciones éticas

Se respetó la ética durante todos los pasos de la investigación, ya sea en la recolección de los datos como en su procesamiento estadístico, los resultados fueron comparados con literatura científica actualizada.

Consentimiento informado

El estudio se realizó de acuerdo con lo establecido en la declaración de Helsinki en relación a las investigaciones en seres humanos con fines terapéuticos. Por tanto, los pacientes recibieron una información adecuada sobre los objetivos, métodos, beneficios y riesgos, autorizando ellos su participación voluntaria en dicha investigación, pudiendo abandonarlo si lo desean.

ANÁLISIS Y DISCUSIÓN DE LOS RESULTADOS

En la tabla 1 se muestra la distribución de pacientes según edad y sexo donde se observa que los grupos de edades más frecuentes fueron: entre 19-29 años al que corresponde el 45.6%, seguido del de 30-39 años con un 38.9%. Por sexo se distribuyeron 35 pacientes en el sexo femenino y 55 en el sexo masculino ocupando un 38.9% y 61.1% respectivamente. Teniendo el sexo masculino mayor predisposición a sufrir esguinces de tobillo en éste estudio.

Tabla 1. Distribución de los pacientes con lesiones capsuloligamentosas de tobillo según edad y sexo.

Sexo / **Grupos de edades**	**Femenino**		**Masculino**		**Total**	
	No.	**%**	**No.**	**%**	**No.**	**%**
19 – 29	12	13.3	29	32.3	**41**	**45.6**
30 – 39	14	15.6	21	23.3	35	38.9
40 – 49	6	6.7	3	3.3	9	10
50 – 59	3	3.4	2	2.2	5	5.6
Total	35	38.9	**55**	**61.1**	90	100

Fuente: Ficha de recolección de datos.

En la literatura revisada se evidenció que las LCL representan entre el 40 y el 55% y, el 65% del total afectan al tobillo, siendo el tipo de lesión ligamentosa más frecuente de la extremidad inferior. Existe una mayor incidencia en hombres que en mujeres en el grupo de edades adultos jóvenes entre los 19-29 años en relación con la actividad física que éstos realizan y la práctica de deportes donde se les exige un poco más a ésta articulación de peso, que coinciden éstos datos con los comparados con otras bibliografías del país y resto del mundo, por ejemplo un estudio realizado en el Hospital Provincial Clínico-Quirúrgico Manuel Ascunse Domenech de Camagüey con un muestra de 50 personas de variado grupo de edades por el Doctor Alejandro Álvarez López, el Doctor Carlos Casanova Morote y el Doctor Luis Mario Estevez Lezcano arrojó datos similares a nuestro estudio donde destacan la predominancia del sexo masculino y grupo de edades jóvenes.

En cuanto a la incidencia por sexo, en mujeres mayores de 40 años es tres veces superior a la de los hombres y su prevalencia aumenta progresivamente en la menopausia en relación con los cambios hormonales y la osteoporosis.

Conocer el mecanismo de producción de los esguinces nos brinda un enfoque del manejo a realizar. En éste estudio se recogió el antecedente durante el interrogatorio de cómo fue la caída o la torcedura del pie, de ello depende el tratamiento a efectuar según el tipo de lesión capsuloligamentosas. La distribución de los pacientes según el mecanismo se muestra en la tabla número 2 a continuación.

Tabla 2. Distribución de los pacientes según mecanismo de producción.

Mecanismo	**Total**	%
Inversión	65	72.2
Eversión	16	17.8
Flexión plantar	9	10
Flexión dorsal	0	0
Total	90	100

Fuente: Ficha de recolección de datos.

En la tabla número 2 se observó que el mecanismo de producción más frecuente fue la inversión del pie, el estudio reflejó que 65 pacientes para un 72.2% manifestaron ésta lesión y se comprobó al exámen físico, fue seguido por la eversión, flexión plantar y la dorsal respectivamente, no observándose lesiones capsuloligamentosas por flexión dorsal. En la literatura revisada se asemejan los datos comparados, así como en un estudio realizado en La Universidad Privada NORBERT WIENER de Lima-Perú, llegaron a la conclusión en su estudio que los mecanismos de producción en personas y atletas era la inversión, dato que coincide con el realizado por el autor.

Tabla 3. Distribución de los pacientes según el grado de lesión capsuloligamentosas.

Grado	NO.	%
Grado 1	**48**	**53.3**
Grado 2	35	38.9
Grado 3	7	7.8
Total	90	100

Fuente: Ficha de recolección de datos.

El 53.3% de la muestra estudiada fue la representación de un total de 48 pacientes en las lesiones ligamentarias grado 1, le continuó las de 2 grado y por último las de grado 3. También se estudió que el peso corporal de los pacientes influyó a la hora de clasificar los esguinces de tal forma en nuestro estudio de forma somera determinó que directamente proporcional al peso fue la lesión, a mayor carga mayor grado. En las bibliografías revisadas coincidieron los datos también de nuestro estudio donde se observó similitud en cuanto al grado de lesión más afectado, en el estudio realizado por la Facultad de fisioterapia de Soria concluyó que de una muestra de 60 pacientes fueron recogidos en la historia de clasificación de su salud 36 del grado 1 y otros 24 del grado representando de igual forma que en nuestro estudio el predominio de las lesiones capsuloligamentosas del grado 1.

En la próxima tabla brindaré los datos recogidos en el estudio de los tratamientos más empleados.

Tabla 4. Distribución de los pacientes según tratamientos más empleados.

Tratamientos empleados	**NO.**	%
1- Conservador (reposo-medicamentos)	**48**	**53.3**
2- Conservador (reposo-medicamentos- rehabilitación)	22	24.4
3- Conservador (reposo-medicamentos- inmovilización)	17	18.9
4- Quirúrgico	3	3.3
Total	90	100

Fuente: Ficha de recolección de datos.

Como se observa en la tabla, un total de 48 pacientes alcanzaron tratamiento conservador, solo con reposo y medicamentos resolvieron su lesión, pudiendo reincorporarse a sus actividades de la vida diaria con criterio anatómico y funcional ideal tras la curación de la misma representando un 53.3% del total de pacientes en el estudio. Otras 42 personas ameritaron de rehabilitación e inmovilización respectivamente con el objetivo de alcanzar disminución del dolor, disminuir el edema e independencia social, al final de la evaluación tan solo 7 casos presentaron complicaciones (rigidez articular, dolor crónico e inestabilidad del tobillo) siendo abordados quirúrgicamente 3 de ellos, Gould y Cols modificaron la técnica de Bröstrom, y fue la técnica quirúrgica empleada en éstos casos la cual consistió en añadir una movilización de la parte externa del retináculo extensor suturándolo al maléolo peroneo sobre la reparación ligamentosa. De éste modo, se consigue reforzar la reparación, limitar la inversión (posición que favorece la recidiva de la lesión) y ayudar a corregir el componente subastragalino de la inestabilidad sin limitar la movilidad del tobillo.

En la Tabla 5 nos propusimos mostrar los resultados funcionales de las lesiones ligamentarias en buenos, regulares y malos, según la escala de William.

Tabla 5. Distribución de los pacientes según resultados funcionales obtenidos.

Resultados funcionales	**No.**	%
Buenos	**82**	**91.1**
Regulares	8	8.9
Malos	0	0
Total	90	100

De acuerdo con el grado de reparación logrado en

1) **IDEAL (bueno):** estructura anatómica con continuidad, función y apariencia normal con restauración del sustento en la continuidad anatómica y recuperación de la función.
2) **MÍNIMO (regular):** restauración de la continuidad anatómica sin sustento de la función.
3) **MALA:** sin restauración de la continuidad anatómica ni de la función.

CONCLUSIONES

Actualmente las lesiones ligamentosas se producen al forzarse la articulación a una posición antinatural, por una caída, torcedura o golpe aun cuando es insuficiente el consenso sobre su tratamiento ideal de estas lesiones, del estudio realizado con una muestra de 90 casos con lesiones capsuloligamentosas, se puede concluir que éstas predominaron en un altísimo porcentaje de pacientes del sexo masculino, a su vez el grupo de edades entre los 19-29 años. El mecanismo de producción más frecuente fue la inversión. En el mayor de los casos predominaron las lesiones tipo I basados en signos clínicos y alteración funcional, en los que se utilizó con mayor frecuencia el tratamiento conservador (reposo-medicamentos.)

La evaluación de los resultados del tratamiento fue buena en el mayor por ciento de la muestra estudiada, lo que evidenció la eficacia de los tratamientos utilizados.

REFERENCIAS BIBLIOGRÁFICAS

1.Golano P, Vega J, de Leeuw PA, Malagelada F, Manzanares MC, Gotzens V, Van Dijk CN. Anatomy of the ankle ligaments: a pictorical essay. Knee Surg Sports TraumatolArthrosc. 2010 May; 18(5): 557–569.

2. Dubin JC, Comeau D, McClelland RI, Dubin RA, Ferrel E. Lateral and syndesmotic ankle sprain injuries: a narrative literature review. J Chiropr Med. 2011 Sep;10(3):204-19.

3. Fong DT, Chan YY, Mok KM, Yung PSh, Chan KM. Understanding acute ankle ligamentous sprain injury in sports. Sports Med ArthroscRehabilTher Technol. 2009 Jul 30; 1:14.

4. Anderson JG and Bohay DR. Acute and Chronic Injuries of the ankle. In: AAOS

Comprehensive Orthopaedic Review. Liberman JR. USA, 2009. Vol 2 – Chpater 116; 1179-1185.

5. Alcántara M, T; Delgado M, AD y Guerado P, E. Anatomía y biomecánica del tobillo. Traumatismos del tobillo. En: Cirugía

Ortopédica y Traumatología. Delgado M, AD. 2a Edición. Editorial Panamericana. España – Madrid 2012, Capítulo 67; 690-700.

6. SalóOrfilaJ Ma.Lesiones capsuloligamentosas y tendinosas del tobillo. En:20 Lecciones sobre patología del pie.

1a Edicion. Editorial Mayo. España - Madrid 2009, Capítulo 13; pp: 183-188.

7. KarlssonJ, EriksonB.,SusardL.Early functional treatment for acute ligament injury of the ankle joint. Scand J. Med. Sci. Sports. 1996; 6:341-345.

8. Eiff M., Smith A., Smith G. Early mobilization vs immobilization in the treatment for lateral ankle sprain. Am. J. Sports. Med 1994; 22:83-88.

9. VanDijkCN., Evidence fordiagnosis and treatment of theacute ankle injury. Ned. TijdschrGeneseskd. 1999; 143:2097-2011.

10. Bachmann LM., Kol E., Koller MT., Stuner J., Riet G., Accuracy of Ottawa ankle rules to exclude fractures of the ankle and mid-foot: systematic review: BMJ 2003;326:417-423.

11. Van Dijk CN., Bossuyt PN., Marti R. Medial ankle pain after lateral ligament rupture. JBJS (Br). 1996; 78-B: 562-7.

12. Van Dijk CN., Bossuyt PN., Marti R. Physical exmination is sufficent for the diagnosis of sprained ankle. JBJS (Br). 1996; 78-B: 958-962.

13. Van Dijk CN. Management of the sprained ankle. Br. J. Sports. Med. 2002; 36:83-84.

14.Pijnenburg AC., Bogaard K., Krips R., Marti R., Bossuyt PN., Van Dijk CN. Operative and functional treatment of the lateral ligament of the ankle. JBJS (Br) 2003; 85-B:325-30.

15.Kerkhoffs G., Rowe B., Assendelft W., Kelly K., Struijs P., Van Dijk CN. Immobilization for acute ankle sprain. ARCH. Orthop. Trauma Surg. 2001; 121:462-471.17

16. Struijs P., Kerkhoffs G. Ankle Sprain Clinical Evidence. 2010; 05:115.

17. *Zehava S. Rosenberg, MD • Javier Beltran, MD • Jenny T. Bencardino, MD* . MR Imaging of the Ankle and Foot. Radiographics 2000; 20:S153-179

18. Muhle C, Frank LR, Rand T, et al. *Collateral ligaments of the ankle: high-resolution MR imaging with a local gradient coil and anatomic correlation in cadavers. RadioGraphics*1999; 19:673-683.

19. Verhaven EF, Shahabpour M, Handelberg FW et al. The accuracy of three-dimensional magnetic resonance imaging in the diagnosis of ruptures of the lateral ligaments of the ankle. Am J Sports Med. 1991 Nov-Dec;19(6):583-7.

20. RoemerFW, Jomaah N, Niu J et al. Ligamentous injuries and the risk of associated tissue damage in acute ankle sprains in atthletes: A cross-sectional MRI study Am J Sports Med. 2014 Jul;42(7):1549-57.

ANEXOS 1

OPERACIONALIZACIÓN DE LAS VARIABLES

Variable	**Tipo**	**Escala**	**Descripción.**	**Indicador**
Edad	Cuantitativa continua	Escala por grupos (19 – 29, 30 – 39, 40 – 49, 50 – 59).	Considerando edad cumplida.	Número y porciento
Sexo	Cualitativa nominal dicotómica	Masculino y Femenino	Según género.	Número y porciento
Mecanismo de producción	Cualitativa nominal politómica.	Inversión, eversión, Flexión plantar, Flexión dorsal	Considerando interrogatorio	Número y porciento
Tipos de esguince	Cualitativa ordinal.	Tipo 1 Tipo 2 Tipo 3	Basados en signos clínicos y alteración funcional descritos por Álvarez Cambras	Número y porciento
Tipos de tratamiento s empleados	Cualitativa nominal politómica.	1.Tratamiento Conservador a)-(reposo-medicamentos). b)-(reposo-medicamentos-inmovilización).	Considerando terapéutica utilizada.	Número y porciento

		c)-(reposo-medicamentos-rehabilitación). 4. Tratamiento quirúrgico		
Resultados	Cualitativa nominal politómica.	Buenos Regulares Malos	Basados en la reincorporación a la sociedad en semanas(menor a 4 semanas, 4-8 semanas, mayor a 8 semanas).	Número y porciento

ANEXOS 2

<u>Ficha de obtención de datos</u>

1. Edad: 19 – 29 años   29 – 39 años   39 – 49 años   50 – 59 años

Responda las siguientes preguntas:

2. ¿Ha sufrido alguna vez de esguince de tobillo durante el desarrollo de una actividad?

1. No ( ) 2. Si ( )

Nota: Si su respuesta es No pasar al siguiente cuestionario.

3. Que tobillo se lesionó y hacia donde fue

1. Derecho   2. Izquierdo   3. Ambos 4. Adentro   5. Afuera 6. Arriba   7. Abajo   8. Combinado.

4. ¿Cuál fue el grado de su esguince?

1. I grado   2. IIº grado   3.III grado

5. ¿Cuántas veces ha sufrido de esta lesión?

1. 1 vez   2. 2 veces   3. 3 veces

6. ¿Cuál es el tiempo del último esguince?

1. Entre 1 a 6 meses   2. Entre 7 a 12 meses   3. Más de un año.

7. Se realizó proceder quirúrgico en el tobillo?

1. Si ( )   2. No( )

Kolibri 360 GmbH
Ferdinand-Jühlke-Straße 7
99095 Erfurt, Deutschland
produktsicherheit@kolibri360.de

Druck:
CPI Druckdienstleistungen GmbH
im Auftrag der
Kolibri 360 GmbH
Ferdinand-Jühlke-Str. 7
99095 Erfurt